AF372628

LE TOKELAU

ET SON PARASITE

PAR

LE DOCTEUR BONNAFY

Médecin en chef de la marine.

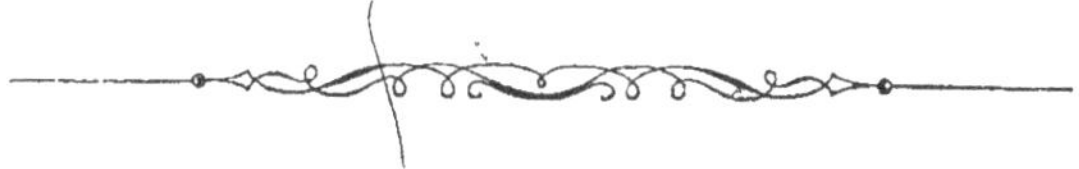

PARIS

OCTAVE DOIN, ÉDITEUR

8, PLACE DE L'ODÉON, 8

1893

LE TOKELAU

ET SON PARASITE

PAR

LE DOCTEUR BONNAFY

Médecin en chef de la marine.

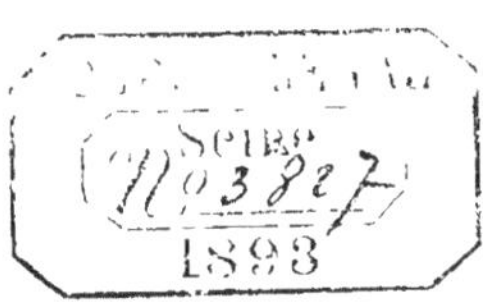

PARIS

OCTAVE DOIN, ÉDITEUR

8, PLACE DE L'ODÉON, 8

1893

SOMMAIRE

AVANT-PROPOS

Envoyé en service aux îles Fidji en 1890, j'ai passé dix-huit jours dans ces îles.

Grâce au bienveillant accueil du gouverneur, Son Excellence J.-B. Thurston et à de charmantes relations avec le Dr B.-G. Corney, chef du service de santé, j'ai eu toutes les facilités désirables pour voir et étudier sur place une maladie parasitaire inconnue dans nos régions et qui porte aux Fidji le nom de *tokelau*.

De retour en France, j'ai pu, à l'Institut Pasteur, dans le laboratoire de M. Chamberland, continuer mes études sur le parasite du *tokelau*.

C'est cette maladie qui fait l'objet de ce travail qu'il me paraît utile de diviser en trois parties :

1° Étude de la maladie ;

2° Étude du parasite ;

3° Conclusions.

LE TOKELAU ET SON PARASITE

PREMIÈRE PARTIE

ÉTUDE DE LA MALADIE APPELÉE TOKELAU

HISTORIQUE

Le *tokelau* n'est connu des Européens que depuis deux siècles.

Les documents qui se rattachent à son histoire se rapportent à deux périodes bien définies.

Dans la première, qui s'étend de 1686 à 1841, ce sont des capitaines de navire qui en ont parlé ; on peut donc l'appeler *la période des navigateurs*.

Après 1841, trente ans s'écoulent sans que l'attention soit attirée de nouveau sur cette maladie; mais, en 1867, avec le Dr Turner qui décrit cette affection aux Samoa, commence une nouvelle période d'études de la part d'hommes techniques, c'est-à-dire de médecins, tant sur place qu'en Europe. Il est naturel de désigner cette période sous le nom de *période des médecins*. Nous pouvons ajouter qu'elle s'étend jusqu'à nos jours, puisque le dernier mot sur le *tokelau* n'est pas encore dit.

A. — *Période des navigateurs.*

DAMPIER. — Le capitaine anglais Dampier est le premier à faire mention de cette maladie dans le récit de son voyage autour du monde (1).

---

(1) A new voyage round the world by captain William Dampier — London printed 1717. T. I, page 334.

Le 20 mai 1686, Dampier arrive à l'île de Guam (groupe des *Ladrones* ou des *larrons ;* — aujourd'hui îles *Mariannes*).
— Parlant des naturels de Guam, le capitaine dit :

« Il y en a plusieurs qui sont atteints d'une espèce de lèpre. Cette maladie est très commune à *Mindanao;* par conséquent, j'en parlerai plus longuement dans mon prochain chapitre (1). »

Quelques mois après Dampier arrive à *Mindanao* (Philippines). Il s'étend d'une manière plus précise sur ce qu'il appelle une espèce de lèpre ; il s'exprime ainsi (2) :

« La population de Mindanao est tourmentée par une espèce de lèpre, la même que nous avons observée à Guam. Cette maladie s'étend en desquamations sur tout leur corps et provoque de fortes démangeaisons à ceux qui en sont atteints, ce qui les porte à se gratter et à se frotter fréquemment ; il en résulte que l'épiderme se soulève en souillures blanchâtres comme les écailles d'un petit poisson lorsqu'on les enlève après avec un couteau.

« Cela rend leur peau extraordinairement rude. Chez quelques-uns vous verrez de larges taches blanches sur plusieurs points du corps. J'estime que ces derniers ont eu la maladie, mais qu'ils sont guéris, car leur peau était douce et je ne les ai pas vus se gratter. — J'ai appris de leur propre bouche même, que ces taches provenaient de cette maladie. — Ont-ils certains moyens pour se guérir, ou la maladie s'en va-t-elle toute seule ? Je n'en sais rien ; mais

---

(1) « They are many of them troubled with a kind of leproserie. This distemper is very common at *Mindanao ;* therefore I shall speak of it in my next chapter. »

(2) « The *Mindanao* people are much troubled with a sort of leproserie, the same as we observed at *Guam.* This distemper runs with a dry scurf all over their bodies and causeth great itching in those that have it, making them frequently scratch and scrub themselves, wich raiseth the outerskin in finall whitish slakes, like the scales of little fish, when they are raised on end with a knife.

« This makes their skin extraordinary rough, and in some you shall see broad white spots in several parts of their body. I judge such have had it but are cured; for their skins were smooth, and I did not perceive them to scrub themselves : — Yet I have learnt from their own mouths that these spots were from this distemper. Wether they use any means to cure them selves, or wether it goes away of it self, i know not : but I did not perceive that they made any great matter of it, for they did never refrain any company for it ; none of our people caught it of them, for we were afraid, and kept off. »

je n'ai pas remarqué qu'ils attachent une grande importance à la maladie, car jamais cela ne les a empêchés de continuer leurs fréquentations.

« Aucun des nôtres ne prit la maladie, car nous en étions effrayés et nous nous en éloignions. »

C'est bien le *tokelau* qu'a vu Dampier ; mais, en lisant la description qu'il en donne, on constate une erreur qui saute aux yeux : c'est quand il rattache à la maladie qui nous occupe des *taches blanches, douces au toucher et sans démangeaisons*. Sans faire intervenir la possibilité de la lèpre vraie, il est plus que probable que ces taches étaient ce que nous appelons le *Pityriasis versicolor* et ce que les Anglais s'obstinent à désigner, du moins en Océanie, sous le nom de *Chloasma*. Le parasite en est bien connu, c'est le *microsporon furfur*.

La végétation du microsporon furfur sur la peau produit des taches qui sont invariables, quel que soit le genre de peau ; ces taches sont blanches tirant légèrement sur le jaune. — Sur la peau d'un Européen elles paraissent plus foncées que le fond ; sur la peau sombre d'un Polynésien elles paraissent par contraste claires, blanches.

Ces deux maladies font d'ailleurs très bon ménage ensemble ; elles peuvent à chaque instant se rencontrer sur le même individu.

Le microsporon furfur est très fréquent en Océanie. Aux Fidji on le trouve à chaque pas ; j'ai pu y contrôler très facilement la nature de ces taches blanches et douces au toucher dont parle Dampier au sujet des naturels de Mindanao.

Dentrecasteaux. — Dans son voyage à la recherche de La Pérouse, Dentrecasteaux (1) visitant les îles *Tonga* (ou des Amis), en mars 1793, fait évidemment allusion à cette maladie quand il dit : « La seule marque de misère que l'on ait aperçue dans ces îles, c'est une espèce de gale ou de maladie cutanée dont presque tous les hommes des classes inférieures sont infectés, et dont il paraît que ceux de la première classe ont les moyens de se préserver. »

____

(1) Voyage de Dentrecasteaux envoyé à la recherche de La Pérouse, rédigé par Rossel. Paris 1808. T. I, page 320.

Marsden. — William Marsden (1) au sujet de Sumatra dit : « On y connaît deux espèces de lèpre. La plus bénigne que je crois être un impetigo est très commune parmi les habitants de *Néas ;* un grand nombre de ses derniers sont couverts de croûtes ou écailles qui les rendent hideux (2). »

Cook. — Cette curieuse maladie de peau ne pouvait échapper à la perspicacité du capitaine Cook (3).

Dans son troisième voyage (1777), alors qu'il était aux îles Tonga, Cook s'exprime ainsi en parlant des maladies de peau des indigènes : « Les dartres qui semblent affecter la moitié des insulaires et qui laissent après elles des taches blanchâtres et serpentines, sont la maladie la plus commune (4). »

Wilkes. — Le commodore Charles Wilkes, de la marine des États-Unis (5), visitant les îles *Gilbert* (*Kingsmill* des Anglais), non seulement constate la maladie, mais encore se rend compte de la manière dont elle progresse sur la peau. En effet, parlant des maladies des indigènes il dit : « Il y domine une espèce de maladie de peau appelée *gune* par les indigènes. A un certain moment cette maladie ressemble au *ring-worm* (herpès circiné). Elle débute par un petit cercle d'environ un pouce de diamètre, couvert de squames. Le cercle augmente graduellement d'étendue et, quand il est assez grand, un plus petit cercle se forme à son intérieur ; quand ce second cercle s'est agrandi, un troisième cercle se forme à son intérieur, et c'est ainsi que la maladie progresse à moins qu'elle ne soit arrêtée (6). »

---

(1) The history of sumatra by William Marsden. London 1783.

(2) « There are two species of leprosy known in these parts. The milder sort, or impetigo ; as I apprehend it to be, is very common among the inhatants of Neas ; great numbers of whom are covered with a white scurf or scales, that render them loathsome to the fight. »

(3) The three voyages of captain Cook round the world. — London 1821.

(4) Tome V, page 434. « The most common of wich is the tetter, or ring-worm, that seems to affect almost one half of them, and leaves whitish serpentine marks every where behind it. »

(5) Narrative of the united states exploring expedition by Charles Wilkes U. S. N. commander of the expedition. Philadelphia 1844.

(6) Tome V, page 110 : « The kind of cutaneous disordes, called by the natives *gune*, prevails extensively ; this, at some stages of tc disease, resembles the ring-worm. It begins with this appearence, in a small circle, about an inch in diameter, covered with scurf ; the ring gradually increases in size, and when it becomes large, a smaller one forms within it ; as this increases, another within it, and in this way the affection continues to spread, unless arrested. »

Si le commodore Wilkes est bon observateur jusqu'à ce point de son récit, en continuant à lire plus loin le texte, on remarque bientôt qu'il se trompe complètement en décrivant, comme des formes graves de tokelau, des maladies absolument différentes telles que la lèpre et la gale.

B. — Période des médecins.

Dr Turner. — Le révérend docteur Turner, qui se trouvait en 1869 aux Samoa, est le premier médecin qui ait pu étudier le tokelau sur place. Il a publié ses observations sur cette maladie dans un rapport (1) et dans un article de journal de médecine (2). Son rapport a été analysé par *the Lancet*, et un résumé très clair. rédigé par le Dr Rochefort, de la marine, en a paru dans les Archives de médecine navale (3).

Le Dr Turner attribue la maladie à un parasite, sans qu'il ait pu le découvrir. Il avoue avoir échoué dans toutes ses tentatives de traitement. En résumé, son impression est bien que le tokelau est une maladie distincte, puisqu'il lui donne le nom d'*herpès desquamans* pour le distinguer de l'herpès circiné vulgaire.

Dr Tilbury Fox. — Le Dr Tilbury Fox est le premier qui a étudié le parasite du tokelau dans des squames envoyées des Samoa en Angleterre (4); mais il n'a pas vu les malades.

Il a rendu compte de ses observations dans plusieurs circonstances (5).

Il arrive à une conclusion très ferme ; pour lui le tokelau n'est qu'une variété de l'*herpès circiné* (ring-worm); le parasite du tokelau c'est le *trichophyton*.

---

(1) Report of the Samoa medical mission 1869.

(2) Notes of practice in Samoa (in the Glasgow medical journal august 1870).

(3) Dr Rochefort, Archives de médecine navale de novembre 1873. T. XXIV page 390.

(4) C'est le Dr Mullen, du navire anglais le *Cameleon*. qui rapporta ces squames au Dr Tilbury Fox.

(5) Dr Tilbury Fox : Tokelau ring-worm and its fungus (in the Lancet of August 29th 1874).

Dr Tilbury Fox and Farquhar : on certain endemic skin and other diseases of India and hot climates generally, 1876.

Le changement d'apparence que prendrait l'herpès circiné dans la zone intertropicale serait dû à l'influence du climat, des vêtements, de la constitution et du siège de la maladie. Le Dr Tilbury Fox n'ayant pas vu la maladie, on conçoit très bien qu'un observateur si sagace soit arrivé à une conclusion fausse. D'ailleurs, et nous aurons l'occasion d'en reparler, le dessin que le Dr Fox a donné du parasite ne ressemble en rien à ce parasite.

D^r Mc Gregor. — Le D^r Mc Gregor qui a étudié le tokelau aux Fidji a rendu compte de ses observations dans les journaux de médecine (1).

Il constate le premier que cette maladie n'envahit jamais le cuir chevelu ; il pense que, par l'examen microscopique, on peut différencier son parasite du trichophyton, d'où il conlut que le tokelau et l'herpès circiné sont deux maladies caractérisées par deux champignons différents.

C'est à partir de ce moment qu'on voit, au sujet du tokelau, les médecins se ranger en deux camps, les *unicistes* et les *dualistes*.

Dr Königer. — Le Dr Königer, après avoir étudié le tokelau aux Samoa, expose ses idées sur cette maladie dans les Archives de Virchow, 1878 (2).

Il décrit exactement et minutieusement la maladie comme aspect, tout en enregistrant une erreur, à savoir que les poils sont atteints. Il localise avec raison la maladie dans les couches les plus superficielles de l'épiderme ; il constate à nouveau le parasite, mais n'émet aucune opinion au sujet des relations du tokelau avec l'herpès circiné.

Dr Manson. — De tous les médecins qui ont étudié et décrit le tokelau, le Dr Patrick Manson est certainement celui qui a le plus contribué à faire ressortir l'aspect caractéristique de cette singulière maladie.

Étant à Amoy en 1879, le Dr Manson eut l'occasion d'étudier à fond un cas de tokelau exotique rapporté du détroit de Malacca (3) par un Chinois. L'observation de ce cas accom-

---

(1) Dr Mc Gregor : Glasgow medical journal. April and July, 1876.
(2) Königer : Archives de Virchow. 1878, vol. 72, page 413.
(3) Straits settlements.

pagnée de vues d'ensemble sur la maladie parut dans le numéro 16 des *Rapports médicaux des douanes* (1); on la trouve de nouveau reproduite dans le dernier chapitre (2) d'un livre que le Dr Manson a fait paraître en 1883 sur *certaines nouvelles maladies parasitaires des pays chauds* (3).

La maladie y est décrite avec une rigoureuse exactitude; le parasite y est étudié et dessiné; enfin le Dr Manson y constate qu'il a pu implanter le parasite sur un de ses assistants.

Par opposition à la *tinea circinata*, nom par lequel les Anglais désignent l'herpès circiné, il propose de donner au tokelau le nom de *tinea imbricata*.

Pour Manson, le tokelau est une maladie absolument différente de l'herpès circiné. On constate même qu'il est le champion le plus ardent de la doctrine *dualiste*.

Hirsch. — Dans sa géographie médicale (4), Hirsch se borne à résumer les travaux déjà parus, sans émettre aucune idée nouvelle sur le tokelau.

Dr Guppy. — Enfin le Dr Guppy, étudiant le tokelau sur les naturels des îles Salomon (5), ne voit dans cette maladie qu'une variété de l'herpès circiné modifié par les conditions de milieu.

En somme, si tous les observateurs ont été frappés de la différence au moins apparente qui existe entre le tokelau et l'herpès circiné vulgaire, les médecins sont loin de s'entendre sur la nature vraie du tokelau.

Pour les uns, les *unicistes*, le tokelau n'est tout au plus qu'une variété de l'herpès circiné modifié par le climat (Fox, Guppy, etc.).

Pour les autres, les *dualistes*, Mc Gregor, Manson, etc...,
c'est une maladie absolument distincte de l'herpès circiné,

---

(1) Customs medical reports. V⁰ 16.

(2) Chapter IX : Tinea imbricata, an imdescribed species of body ring worm.

(3) The filaria sanguinis hominis and certain new forms of parasitie disease n India, China, and warm conntries, — by Patrick Manson M. D. M. C. — Amoy, China. — London, H. K. Lewis, 136 Gower street. W. C. 1883.

(4) Handbuch der historich geographischen Pathologie. — 2ᵉ édition, 1883.

(5) The Salomon Islands and its inhabitants. 1887.

ayant une évolution caractéristique et causée par un parasite spécial qui diffère complètement du trichophyton.

SIÈGE DE LA MALADIE

La maladie parasitaire qui nous occupe siège dans la peau humaine et, d'une manière plus précise, dans les couches les plus superficielles de l'épiderme.

Dans sa progression excentrique le parasite soulève l'épiderme en petites plaques foliacées.

Sauf la tête et la face palmaire de la main, toutes les parties du corps peuvent être envahies ; c'est même ce qui arrive fatalement au bout de quelques années. Le parasite paraît ne pas pouvoir envahir le cuir chevelu.

C'est ainsi que chez les indigènes qui ont le corps absolument couvert de tokelau depuis dix et quinze ans, on voit très nettement à la nuque le parasite ne pas dépasser le point où commencent les cheveux. Tout le système pileux est absolument sain ; je m'en suis assuré en examinant les poils qui restent intacts sur toutes les parties envahies (1).

DESCRIPTION DU TOKELAU

J'entends par là, la description de l'aspect que présente la peau du Polynésien qui est atteint de cette maladie.

Pour bien comprendre le type du tokelau, il faut choisir un sujet vierge de traitement et chez lequel la maladie, pas trop ancienne, soit en pleine évolution. Il faut, de plus, fixer une région du corps qui soit à l'abri des tentatives que fait le malade pour se gratter, la partie supérieure du dos par exemple.

Le sujet voulu étant trouvé, on est frappé. même à dis-

(1) C'est à tort que Königer (Virchow-archives 1878, V. 72, page 413) dit que la maladie provoque la chute des poils du corps.

PLANCHE I.

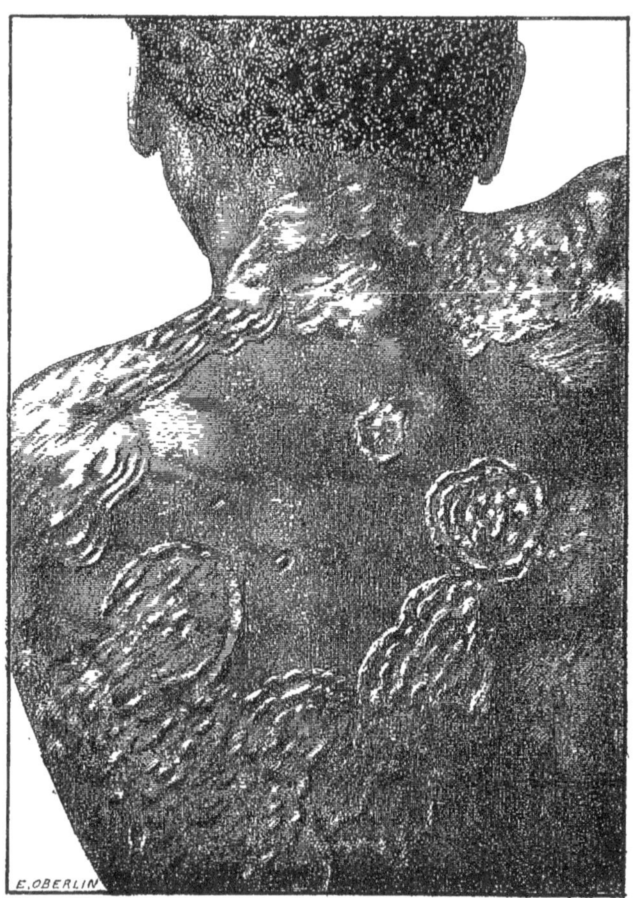

Indigène des îles Fidji atteint de *tokelau*.
(Dessin fait d'après une photographie prise à Levuka.)

tance, par l'aspect que présente la peau qui est pour ainsi dire couverte de cocardes (planche I). On voit des systèmes d'anneaux concentriques et parallèles, clairs et brillants (voir le schéma 1). Chaque système varie, en dimension, de la largeur d'une pièce de 5 francs à celle de la paume de la main.

L'intervalle qui sépare l'un de l'autre les anneaux voisins

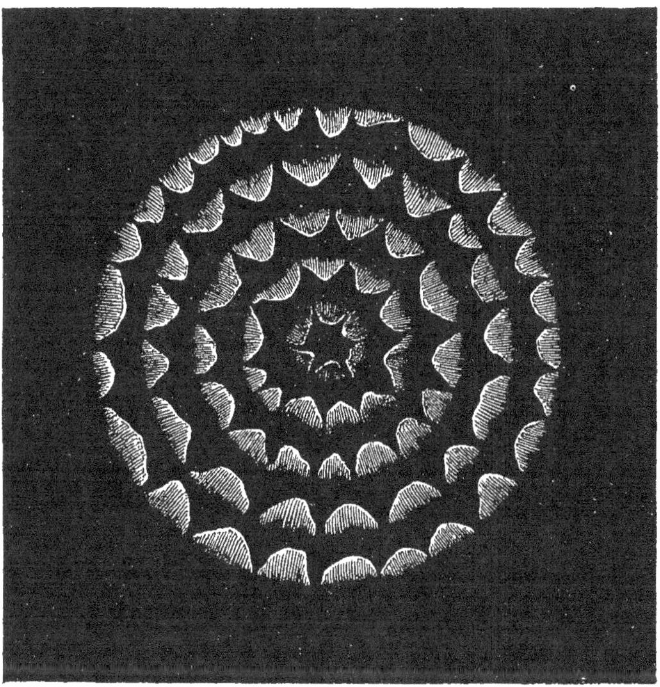

Schéma 1. — Un système de tokelau.

d'un même système est de quelques millimètres à un centimètre et demi.

Quand la maladie n'est pas trop ancienne, il est toujours possible de trouver des systèmes isolés entourés de peau saine; mais ces systèmes en s'agrandissant comme une tache d'huile finissent par se rencontrer et se contrarient. Les anneaux ne sont plus complets et les régions malades sont limitées par une série d'arcs dont la convexité est tournée vers la peau saine non encore envahie (voir schéma 2).

Plus tard, chaque système progressant pour son propre compte et labourant à son tour un terrain déjà ravagé par d'autres systèmes, il en résulte que les systèmes empiètent les uns sur les autres, se superposent pour ainsi dire, d'où

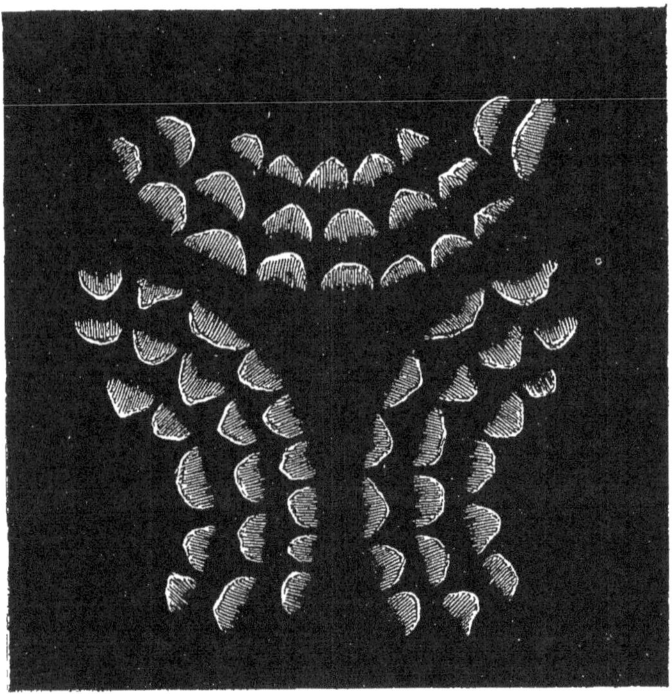

Schéma 2. — Trois systèmes de tokelau se rencontrant.

une cacophonie de dessins dans laquelle on peut à peine distinguer quelques lignes serpentines.

Dès à présent une question se pose : Pourquoi y a-t-il plusieurs systèmes, c'est-à-dire plusieurs centres de végétation? Il est évident que, si le parasite, une fois semé sur un point, le malade n'intervenait pas (et je vais dire comment), il ne se développerait qu'un système. Ce système serait grandiose, il engloberait tout le corps avec le temps et irait se fermer aux antipodes du point de départ. Mais le travail de ce parasite provoque chez le patient des démangeaisons irrésistibles; le malade se gratte avec passion; il laboure son corps de coups d'ongle et sème ainsi partout son ennemi, d'où la multiplicité des centres de végétation.

Si maintenant on examine de près et attentivement le malade, on se rend compte des détails suivants : Ces anneaux clairs, brillants, que l'on distingue bien, même à distance, sont constitués par des lamelles d'épiderme soulevées et placées côte à côte sur la même rangée circulaire. Je pense que le mot *lamelle* est celui qui convient le mieux à ces copeaux ou fragments d'épiderme; *écaille* entraînerait une idée d'épaisseur notable, ce qui serait faux. D'un autre côté ces lambeaux d'épiderme sont plus que de simples *pellicules*.

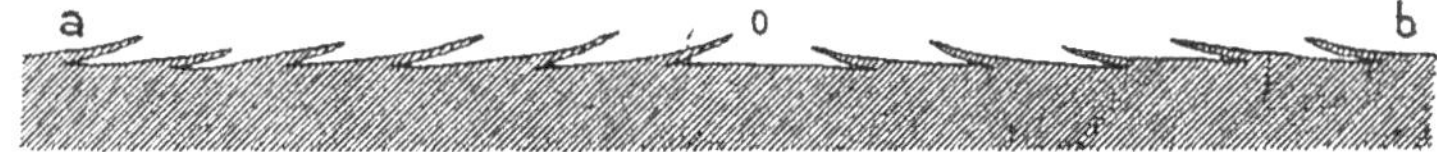

Schéma 3. — Coupe de la peau au niveau d'un système de tokelau.

Quant à la coloration claire et brillante de ces lamelles, elle s'explique facilement :

Le parasite, en s'étendant en nappe, fait pour ainsi dire une coupe rasante dans les couches superficielles de l'épiderme et passe bien au-dessus des cellules pigmentées qui donnent le ton de la peau. Ces lamelles sont donc formées surtout de cellules cornées sans pigment, il est donc naturel que par contraste les lamelles paraissent claires; enfin, si on y joint les jeux de lumière sur ces lamelles, on comprend leur aspect brillant.

Chaque lamelle, sans offrir une forme géométrique absolue, se rapproche généralement de la forme rectangulaire. Les dimensions de ces lamelles oscillent autour d'un demi-centimètre élevé au carré. Chaque lamelle présente une extrémité libre et une extrémité adhérente. Dans chacun des anneaux d'un système, les extrémités libres des lamelles

regardent le centre de ce système, et les extrémités adhérentes regardent la périphérie de ce même système.

Le schéma 3, qui représente une coupe perpendiculaire à
la surface de la peau, rend bien compte de la disposition des
lamelles. Le point *o* représente le centre d'un système, les
points *a* et *b* les extrémités d'un diamètre de ce système. Si
on promène le doigt sur la peau en partant du centre et en le
dirigeant vers la périphérie, on a une sensation toute parti-
culière de rudesse ; en effet on soulève les lamelles comme à
rebrousse-poil.

Ces lamelles peuvent être détachées, mais avec un certain
effort. En raclant la peau avec le tranchant d'un bistouri on
arrive assez rapidement à faire une ample moisson de
lamelles.

MARCHE DE LA MALADIE

D'une manière générale, la maladie, si elle n'est pas énergiquement traitée, finit fatalement par envahir toute la
peau et y reste fixée pour toujours. En effet, non seulement
cette dermatose tend toujours à envahir, mais de plus,
quand elle a conquis un terrain, elle y reste cantonnée.

Quant à la rapidité de progression considérée dans un
système, il ne m'a pas été possible, avec les quelques jours
seulement que j'ai passés aux Fidji de m'en faire une idée
nette. Il est bien entendu que chaque cercle considéré à part
va toujours grandissant. Les nouveaux cercles qui viennent
s'ajouter naissent au centre du système. C'est en somme
une série d'ondes débutant au même point central, comme
quand on jette un caillou à la surface d'une eau tranquille.

NATURE DE LA MALADIE

Le tokelau est une maladie parasitaire, au même titre que
l'*herpès circiné* produit par le *trichophyton*. Si on prend une
lamelle d'épiderme et si on la soumet par les procédés

même les plus simples, à l'examen microscopique, on voit facilement un réseau très riche de filaments cloisonnés ou des rubans de spores.

Après mes études ultérieures sur ce parasite, il me semble bien qu'on peut le distinguer du trichophyton par l'examen immédiat au microscope; mais, au moment où je le vis pour la première fois aux Fidji, la seule différence qui me frappa fut la très grande abondance relative du parasite du tokelau.

DIAGNOSTIC

Je laisse pour le moment de côté le diagnostic vraiment scientifique, c'est-à-dire basé sur la différenciation du parasite; je ne veux considérer que les caractères apparents, extérieurs, du tokelau.

Il n'existe pas une maladie dont le diagnostic soit plus facile. Il suffit d'avoir vu un cas de tokelau pour reconnaître et nommer immédiatement la maladie, même à distance.

Quand un médecin verra pour la première fois le tokelau, il se dira naturellement ce que je me dis en prenant terre aux Fidji : « Voici une maladie de peau que je n'ai jamais vue et qui ne ressemble à rien de ce que j'ai vu. »

Il est bon de faire remarquer cependant que, quand la maladie est vieille de quinze à vingt ans et même plus, comme cela peut se voir, la forme typique finit par disparaître. On a alors devant soi un champ labouré à plusieurs reprises et en tous sens par le parasite; les anneaux ont disparu; c'est à peine si par places on peut reconnaître quelques ébauches d'arcs; le malade, en se grattant, en se frottant, a enlevé les lamelles : il ne reste que les racines de ces lamelles. la peau est âpre au toucher, rugueuse; un médecin peu habitué à ces cas pourrait très bien appliquer à cette maladie le nom vague d'*ichthyose*. Cette erreur, très excusable, je le répète, a été par exemple commise en 1873 par un jeune médecin de la marine, M. Reynaud, aux îles

Wallis (1), et de nos jours (1892), par le docteur espagnol Machorro chez les indigènes de l'île de *Yap* du groupe des Carolines, au sujet desquels il s'exprime ainsi : « On y trouve aussi très répandues les dermatoses squameuses ; les irritations continuelles dont souffre la peau du *Carolin*, à cause de sa manière de vivre, finissent par produire sur les téguments des lésions inflammatoires. Celles-ci entretenues par une hygiène défectueuse, aboutissent à une desquamation continuelle, avec formation de petites croûtes adhérentes en quelque point de leur circonférence, disséminées sur toute l'étendue du corps, sans que la peau présente une altération appréciable sous ces squames, sans gêne, sans démangeaison pour le malade. Ces *ichthyoses* que nous pouvons considérer comme une lésion exfoliatrice, ou ranger à côté des hypertrophies comme le soutient l'école allemande, consistent toujours en une constitution morbide du corps papillaire et une formation épidermique anormale (2). »

Il serait oiseux de dire en quoi le tokelau diffère de la lèpre ; entre les deux maladies, il n'y a rien de commun.

La seule maladie avec laquelle il est rationnel d'établir un diagnostic différentiel est l'*herpès circiné* parce que nous y trouvons deux point de ressemblance :

---

(1) M. le docteur Reynaud, médecin-major de l'aviso l'*Hermite* qui fit naufrage le 29 juin 1873, aux îles *Wallis*, parlant des maladies des indigènes, s'exprime ainsi (Archives de médecine navale d'octobre 1876. T. XXVI, page 247) :

« *Ichthyose* : Cette affection est très répandue dans les îles de l'Océanie, mais surtout dans les deux îles de *Nuku-Nono* et de *Fatu-afo* (Wallis). Presque tous les naturels que nous avons vus avaient les téguments recouverts de squames plus ou moins larges, dures, desséchées, rougeâtres et comparables aux écailles de poissons. »

(2) Boletin de medicina naval. Noviembre 1892 : Apuntes para el estudio medico de la isla de *Yap*, por Agustin Machorro, page 285.

« Son muy generales tambien, las dermatosis escamosas ; los continuos estimulos que la piel del Carolino sufre por su genero de vida, hacen que se produzcan en ella, afecciones inflamatorias que, sostenidas por la falta de higiene, terminan por una descamacion continua, dando lugar a la formacion de pequeñas costras. adherentes en algun borde, diseminadas por toda la superficie de su cuerpo. y sin que la piel presente alteración alguna por bajo de estas escamas, ni tampoco les ocasione incomodidad ni prurito ; estas *isciosis* ya las consideramos como una deformidad exfoliatriz ó comprendidas entre las hipertrofias como sostiene la escuela alemana, consisten siempre en una constitucion morbosa del cuerpo papilar y una formacion epidermica anormal. »

1° La nature parasitaire des deux maladies;

2° La même progression excentrique par ondes.

Avant de donner le tableau de ce diagnostic différenciel, il est bon d'insister encore une fois sur un point de la plus haute importance et qui par lui seul sépare radicalement ces deux maladies.

L'herpès circiné progresse bien en envahissant des anneaux successifs de plus en plus grands; mais, à mesure que de nouveaux anneaux sont conquis à la périphérie, ceux du centre s'effacent, c'est-à-dire guérissent; de sorte que bientôt le parasite forme un cerceau; au centre, la peau redevient saine. L'herpès circiné peut à la *rigueur* s'étendre à tout le corps, mais il finit par disparaître par lui-même, parce qu'il n'occupe une zone donnée de la peau que pendant un temps limité. En somme, c'est un incendie qui s'allume, se propage et s'éteint. Le tokelau aussi est conquérant, mais de plus il ne lâche jamais prise; c'est un feu qui dure toujours.

Voici maintenant le résumé du diagnostic différentiel basé sur l'ensemble des caractères des deux maladies:

HERPÈS CIRCINÉ	TOKELAU
Guérit tout seul.	Ne guérit jamais tout seul.
A mesure qu'il gagne du terrain à la périphéric il disparaît au centre.	Gagne du terrain à la périphérie sans disparaître au centre.
Petites vésicules donnant du suintement en frottant.	Ni vésicules, ni suintement; c'est une affection sèche par excellence.
La peau atteinte est le siège d'un certain degré d'inflammation.	Jamais aucune trace d'inflammation.
Desquamation furfuracée.	Desquamation par lamelles très visibles.
Démangeaison moyenne.	
De la peau il peut passer aux cheveux, à la barbe.	Forte démangeaison.
	Le système pileux n'est jamais envahi.

J'ajouterai enfin qu'aux Fidji j'ai constaté, à côté du tokelau (pas sur le même individu, il est vrai), des cas assez rares, mais typiques, d'herpès circiné. Je n'ai pas vu de cas hybrides ou intermédiaires indiquant le passage d'une maladie à l'autre.

TRAITEMENT DU TOKELAU

Je ne dirai qu'un mot du traitement employé jusqu'à présent aux Fidji contre le tokelau. Je ne sais pas comment on agit dans les autres îles où se rencontre cette maladie; les historiens du tokelau s'étendent beaucoup sur son aspect curieux, mais ne disent rien de sa guérison.

Je tiens de source absolument sûre qu'aux Fidji des Européens ont contracté le tokelau; mais, soucieux de leur santé, ils se sont soignés dès le début, alors que la maladie n'occupait qu'une toute petite zone de la peau. Par des traitements locaux énergiques, prolongés et répétés, en employant surtout l'acide chrysophanique, ils ont jugulé assez facilement le tokelau.

Mais, chez les indigènes insouciants, quand la maladie embrasse une vaste région s'étendant quelquefois jusqu'à la nuque, le traitement méthodique et local n'est pas commode. Les médecins de l'hôpital et du dépôt d'indigènes établis à Suva, la capitale des Fidji, emploient les fumigations sulfureuses.

J'ai assisté à cette opération au dépôt d'indigènes : on a une grande caisse en bois où peuvent s'accroupir trois malades. La tête seule dépasse, à travers un trou circulaire, le couvercle dont une moitié s'écarte et se rapproche à volonté par glissement.

Pour assurer une occlusion suffisante on calfate avec du vieux linge la fissure existant entre le cou et le rebord de la lunette. Ce calfatage a surtout pour but d'empêcher les vapeurs sulfureuses de s'échapper et de gêner la respiration des patients, ce qui rendrait leur situation intolérable.

Quand ils sont en place, on les croirait soumis au supplice de la *cangue*.

Dans un petit compartiment bien fermé partout, mais communiquant largement avec la grande boîte, on fait brûler du soufre.

L'appareil mis en train, bientôt les malades commencent à suer ; on pousse à la sueur en leur donnant à boire de l'eau froide, et on les laisse exposés aux vapeurs sulfureuses chaudes tant qu'ils peuvent résister.

En ma présence, au bout de vingt minutes,un des malades a demandé grâce.

En sortant, les patients s'essuient en se frottant fortement ; les deux jours suivants, les malades se lavent à l'eau chaude et au savon noir. Le troisième jour nouvelle fumigation et ainsi de suite.

Souvent il faut une vingtaine de fumigations, ce qui fait, avec les intervalles nécessaires, un traitement de deux mois.

Sûrement les malades sont décapés, mais sont-ils guéris ?

J'ai vu des malades guéris d'un tokelau peu étendu, je n'en ai pas vu guéris d'un tokelau étendu à tout le corps.

Le Dr Corney, qui dirige le service médical des Fidji depuis de longues années, m'a dit avoir pu guérir des cas de tokelau généralisé ; le fait est donc possible, mais il n'en est pas moins évident, et c'est là une impression fortement sentie par le visiteur, que le tokelau est une maladie extraordinairement tenace quand elle a envahi tout le corps. Aux Fidji, l'autorité n'a pris aucune mesure pour isoler les cas de tokelau ; c'est ainsi, qu'arrivant à l'improviste avec le Dr Corney dans une école d'une des quatre-vingts îles habitées du groupe (l'île M'Benga), nous pûmes constater le tokelau chez deux élèves. Aux Fidji on traite tous les cas trouvés parmi les indigènes du dépôt, ainsi que les indigènes qui viennent spontanément se présenter à l'hôpital.

Les chefs de tribus, par l'intermédiaire exclusif desquels le gouverneur administre la population indigène, savent qu'on traite le tokelau à l'hôpital de Suva et c'est tout.

Après être resté dix-huit jours aux Fidji, je revins en Nouvelle-Calédonie où était mon poste de service comme médecin de la marine.

Depuis vingt mois que j'habitais Nouméa, étant chargé

de l'hôpital indigène, j'avais eu l'occasion d'examiner un grand nombre d'Océaniens ; jamais je n'avais rencontré le tokelau, si répandu pourtant aux Fidji qui ne sont qu'à trois jours de navigation de la Nouvelle-Calédonie ; aussi dans le rapport que je dus adresser à l'administration sur ce que j'avais vu, je n'hésitai pas à dire que le tokelau n'existait pas en Nouvelle-Calédonie.

Mais, dès mon retour à Nouméa, me rendant parfaitement compte du lien qui reliait la Nouvelle-Calédonie aux Fidji, par l'intermédiaire des Nouvelles-Hébrides dont les indigènes émigrent alternativement aussi bien vers le groupe anglais que vers l'île française, je portai toute mon attention sur l'existence possible et même probable du tokelau en Nouvelle-Calédonie. Grâce au bon concours de l'administrateur distingué qui dirige les affaires indigènes, M. Gallet, qui, vivant depuis longtemps dans la colonie, y connaît très bien la population océanienne, je pus mettre la main sur trois cas de tokelau. C'étaient trois indigènes des Nouvelles-Hébrides qui servaient depuis plusieurs années en Nouvelle-Calédonie.

L'un, *Ari*, était employé aux jardins du gouvernement et jouissait du privilège des salariés de l'État ; c'est pourquoi il fut dirigé sur mon service à l'hôpital militaire. Il était d'autant plus urgent de soigner *Ari*, qu'avec le tokelau je constatai chez lui la lèpre et que, comme lépreux, il y avait lieu de l'évacuer sans trop de retard sur la léproserie de *l'île aux Chèvres*.

Les deux autres Néo-Hébridais, un homme, *Kakalto*, et une femme, *Roulmarie*, employés chez des colons, furent reçus à l'hôpital indigène dont j'étais chargé. J'avoue que je n'eus pas un seul instant l'idée d'employer les fumigations sulfureuses.

Le problème à résoudre se posait ainsi : arriver le plus directement possible au parasite avec l'agent parasiticide le plus puissant.

J'établis le traitement en conséquence. Tous les jours, pendant quatre jours, je fis passer mes malades par les temps suivants :

1° Bain chaud avec friction au savon noir.

2° Décapage de la peau en frottant avec la pierre ponce.

3° Bain au sublimé (20 grammes pour un bain ordinaire).

Après ce traitement la peau était lisse et douce, mais j'étais loin d'être sûr qu'ils étaient guéris et qu'il ne restait pas de mycelium dans quelque coin.

Je pensais qu'il était indispensable d'attendre quelques mois avant de conclure, lorsque j'eus l'agréable surprise de recevoir l'ordre de rentrer en France avant mon temps réglementaire de service terminé, de telle sorte que je quittai Nouméa en conservant tous mes doutes sur l'efficacité de mon traitement. Plus de deux ans se sont écoulés depuis mon départ de Nouméa. Travaillant depuis un an le tokelau, j'ai écrit dernièrement à M. Gallet, l'administrateur des affaires indigènes, pour le prier de me renseigner sur l'état de la peau de nos trois Hébridais. Voici textuellement sa réponse datée du 21 novembre 1892 :

« *Roulmarie*, la femme qui était couverte de tokelau lorsque vous lui avez donné vos soins à l'hôpital indigène, est aujourd'hui absolument saine, sa peau ne porte plus aucune trace de l'affection dont elle était atteinte.

Le Néo-Hébridais *Kakalto* est aussi parfaitement guéri.

Quant à *Ari*, qui avait la lèpre en même temps que le tokelau, il est actuellement si endommagé par les ulcères qu'il est difficile de voir si sa maladie a disparu. »

La méthode de traitement que j'ai employée à Nouméa, sur trois Néo-Hébridais qui avaient tout le corps envahi par le tokelau, et consistant en quatre séances de soins méthodiques et successifs, est donc largement suffisante pour guérir cette maladie si tenace jusqu'à présent.

Il peut même très bien se faire que la guérison s'obtienne à moins de frais, c'est-à-dire avec un nombre moindre de séances. La pratique seule pourra fixer sur le minimum de ces séances.

Le traitement que j'ai appliqué consiste en moyens et agents très connus; la seule chose qui le caractérise c'est la méthode et l'ordre progressif suivi pour donner toute son efficacité à l'action parasiticide du sublimé.

Pour une maladie ainsi répandue à tout le corps, je me suis servi avec préméditation du bain comme véhicule de l'agent parasiticide, afin qu'à coup sûr aucun point de la peau ne pût échapper à l'action de cet agent.

Quant à la succession des différents temps constituant une séance, pour la régler je me suis inspiré des principes qui ont guidé le professeur Hardy dans la cure radicale et prompte de la gale.

Il fut un temps où la guérison de la gale était une grosse question, très difficile à mener à bien.

La Marine a conservé de cette époque le souvenir du *filet* pour *galeux*.

Il y a une trentaine d'années le professeur Hardy résolut de guérir sûrement et rapidement la gale.

Sans perdre son temps à chercher des agents médicamenteux nouveaux, Hardy prit tout simplement comme objectif de mettre sûrement et partout en collision l'acare de la gale et l'agent parasiticide déjà connu (pommade d'Helmerich). Bientôt ses efforts furent couronnés de succès, et c'est bien incontestablement au professeur Hardy que remonte le mérite d'avoir institué cet admirable traitement classique de la gale connu dans le monde entier sous le nom de *Traitement de l'hôpital Saint-Louis*, grâce auquel on peut mathématiquement guérir la gale en une heure et demie. Jusqu'à présent aucun autre traitement n'a pu le détrôner. Il est d'ailleurs si bien conçu et si bien calculé que quand un médecin, tout en employant les mêmes agents, veut escamoter un seul des temps qui en sont la base, la gale se trouve très rarement guérie.

SYNONYMIE

Voici les noms principaux sous lesquels cette maladie a été décrite :

Gune (commodore Wilkes, îles Gilbert).

Herpès desquamans (Turner).

Tokelau (1) }
Solo (2)   } (Samoa et Fidji).

Tinea imbricata (Manson).

Je me sers du mot tokelau parce que c'est sous ce nom qu'aux Fidji j'ai fait connaissance avec cette maladie.

DISTRIBUTION GÉOGRAPHIQUE

Si on pointe sur une carte toutes les îles où le tokelau a été signalé, et si on circonscrit cette région, on arrive à embrasser le domaine géographique du tokelau dans un triangle dont la base orientée à l'ouest coupe la presqu'île de Malacca et dont le sommet atteint à l'est les parages des îles Samoa et Tonga (voir la carte, planche II). Ce triangle est compris dans la zone intertropicale ; jamais le tokelau n'a, à proprement parler, franchi cette enceinte. Des hommes atteints de tokelau ont pu le transporter en dehors de ces limites, mais le tokelau, tout en pouvant continuer sa végétation plus ou moins heureuse sur les porteurs, ne s'est jamais propagé à d'autres individus ; il s'est conduit comme une plante exotique, il a pu continuer à vivre, mais il ne s'est jamais naturalisé. C'est dans ces conditions que le Dr Manson a pu l'observer à Amoy, sur un Chinois qui le rapportait du détroit de Malacca ; et que moi-même j'ai pu le trouver chez trois indigènes des Nouvelles-Hébrides qui avaient immigré avec le tokelau en Nouvelle-Calédonie. Ces trois Néo Hébridais vivaient depuis plusieurs années à Nouméa ; ils n'y avaient pas communiqué leur maladie. Il est intéressant de constater que chez eux le tokelau n'était qu'un pâle reflet de la maladie luxuriante que j'avais observée aux Fidji ; la peau était rugueuse, on pouvait distinguer de très petites écailles ; mais les lignes serpentines si carac-

---

(1) Évidemment parce que l'individu qui porta la maladie aux Samoa venait des îles Tokelau, des Samoa ce nom passa aux Fidji.

(2) Peut-être ce nom est une abréviation du mot Salomon (prononciation anglaise) et l'on sait qu'aux Salomon la maladie est très répandue.

PLANCHE II.

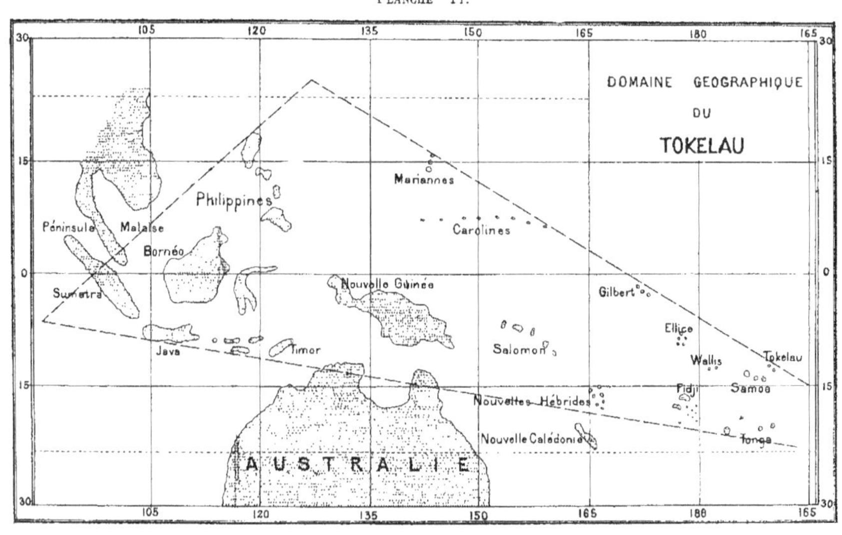

DOMAINE GEOGRAPHIQUE
DU
TOKELAU
Philippines
Marianne
Carolines
Péninsule
Malaise
Bornéo
Sumatra
Nouvelle Guinée
Gilbert
Java
Timor
Salomon
Ellice
Wallis
Tokelau
Samoa
Fidji
Nouvelles Hébrides
Nouvelle Calédonie
Tonga
AUSTRALIE

téristiques se devinaient plutôt qu'elles ne se voyaient. Pour dire que c'était là le tokelau, il fallait l'avoir vu ailleurs, et surtout il était nécessaire de confirmer son diagnostic par le contrôle microscopique. En somme, en Nouvelle-Calédonie, c'était une plante végétant misérablement dans un milieu qui n'était pas le sien.

Le milieu qui convient au tokelau peut être défini ainsi : air chaud, d'une température constante, et surtout saturé d'humidité. Or, c'est dans les îles intertropicales, sous l'influence de la mer, ce grand régulateur de la température, que l'on trouve ces conditions de milieu. Les températures variables, trop élevées ou trop basses, et les périodes de sécheresse que l'on rencontre sur la terre ferme ne conviennent pas au tokelau.

Quoique située dans la zone intertropicale, la Nouvelle-Calédonie est loin de réaliser les bonnes conditions de milieu que je viens de définir.

Dans cette île constamment rafraîchie par les alizés, la température descend assez bas à certaines époques, qui précisément correspondent aux périodes de grande sécheresse ; de sorte que le climat de la Nouvelle-Calédonie, qui est le plus beau climat du monde pour l'homme et qui est si bien adapté au développement de notre race, n'est pas favorable au développement et à la propagation du tokelau.

En résumé, c'est un air chargé d'humidité et dont la température varie très peu, oscillant autour de 28°, qui constitue le milieu favorable au tokelau ; et c'est précisément cette température presque constante de 28° que l'on rencontre en pleine mer, au large, sous l'équateur où éclatent constamment des orages. Cette température ne paraît pas exagérée, et cependant l'homme la supporte péniblement parce que l'air est saturé d'humidité.

Hirsch (1) a cru trouver les caractères du tokelau dans certaines affections que le Dr Corre, de la Marine, à décrites à Nossi-Bé, ce qui donnerait une extension inattendue à la maladie qui nous occupe ; mais il suffit de lire la

____

(1) *Handbuch der historich geographischen Pathologie*, page 260.

note du Dr Corre (1) pour reconnaître que les maladies parasitaires qu'il a vues étaient le *pityriasis versicolor* et l'*herpès circiné* qu'on rencontre partout.

A l'heure actuelle le domaine géographique du tokelau est donc bien nettement borné par les limites que j'ai indiquées.

Dire qu'il ne pourra pas aller plus loin, dans le sens de l'équateur bien entendu, serait ignorer complètement les circonstances dans lesquelles il peut gagner du terrain. Il est loin, en effet, d'occuper toutes les îles qui réalisent les conditions de milieu qui lui conviennent. C'est ainsi que Tahiti, d'après mes souvenirs, constituerait un terrain excellent où certainement le tokelau prospérerait, si un jour débarquaient dans cette île des Océaniens atteints de cette maladie.

Pour occuper son domaine actuel le tokelau a plutôt marché en ligne droite qu'il n'a rayonné. On peut dire que, cantonné d'abord dans l'archipel malais et dans les parages du détroit de Malacca, il a constamment marché vers l'est; de telle sorte qu'en ce moment les Samoa et les Tonga constituent son avant-garde.

La lecture des documents concernant cette maladie vient confirmer cette manière de voir.

Je me bornerai à faire ressortir les faits les plus saillants :

1° En 1841, le commodore Wilkes visite successivement les îles Samoa et Gilbert. Partout il donne une description des maladies au moins apparentes des indigènes. — Pour les Samoa il ne fait aucune allusion au tokelau; mais, arrivé aux îles Gilbert, il est frappé à la vue de cette maladie si curieuse et en donne une très longue description (voir p. 8).

Le tokelau, vers 1841, n'existait donc pas aux Samoa.

2° Le Dr Turner, qui était aux Samoa en 1869, dit que dix ans auparavant, non seulement les Samoa mais encore le groupe voisin des îles Tokelau étaient absolument indemnes de cette maladie, lorsqu'un indigène des îles Gilbert atteint de cette affection fut débarqué par un baleinier sur

---

(1) *Archives de médecine navale*, novembre 1878, page 408.

l'île Bowditch du groupe des Tokelau. Ce naturel des îles
Gilbert, nommé Peter, sema la maladie dans l'île Bowditch.
Très peu de temps après, un naturel malade de cette même
île Bowditch passa dans les îles Samoa et y porta la maladie.

Königer, qui était en 1872 aux Samoa, confirme absolu
ment les idées de Turner en disant qu'à ce moment la maladie était modérément répandue dans ces îles où elle avait
été importée vers 1860.

3° Le D[r] Mc Grégor (actuellement sir William, gouverneur de la Nouvelle-Guinée anglaise), quand il dirigeait le
service médical des îles Fidji, vers 1875, ne trouvait le tokelau que sur les individus qui venaient soit des Salomon,
soit des Nouvelles-Hébrides. Or, à l'heure actuelle, les indigènes des Fidji sont envahis par le tokelau dans une très
forte proportion. Le D[r] Mc Grégor a donc pour ainsi dire
assisté au début de la naturalisation du tokelau aux îles
Fidji.

Par ces quelques faits, on voit bien que le tokelau progresse en marchant vers l'est et que les trois groupes Fidji,
Samoa et Tonga représentent sa dernière étape.

DEUXIÈME PARTIE

ÉTUDE DU PARASITE DU TOKELAU

Dans cette deuxième partie j'étudierai :

1° Le parasite tel qu'on le trouve sur la peau ;

2° Les cultures de ce parasite sur milieux artificiels.

A. — *Le parasite tel qu'il est sur la peau.*

Pour bien connaître le parasite du tokelau il est bon de procéder par ordre et de résoudre successivement plusieurs questions : habitat, isolement, coloration, etc.

HABITAT

Le parasite du tokelau, je l'ai déjà dit, siège dans les couches superficielles de l'épiderme. Partant de son point d'implantation, ce champignon rayonne d'une manière presque rigoureusement géométrique. Il végète parallèlement à la surface de la peau en plein dans la couche superficielle de l'épiderme, de sorte qu'il mine et sape une tranche de cet épiderme ; à un moment donné, cette tranche cède en dedans, c'est-à-dire là où elle a été attaquée en premier lieu et se soulève en copeau.

En effet, le soulèvement circulaire de l'épiderme ne se fait pas en collerette ininterrompue (cela ne serait pas possible), mais bien en collerette frangée. Ce sont ces franges qui donnent ce que nous avons appelé copeaux et ce que nous désignerons maintenant sous les noms de lamelles ou de squames.

Une fois amorcé par ce qu'on pourrait appeler un premier coup de rabot, le soulèvement de l'épiderme continue à progresser au fur et à mesure que le thalle, agissant comme un coin, progresse et gagne du terrain. Il résulte de cela que c'est surtout à la face profonde des lamelles soulevées, que l'on retrouvera le champignon.

LE CHAMPIGNON ÉTUDIÉ DANS LES SQUAMES

Quand on veut rechercher le champignon dans une squame, pour bien voir, il est absolument nécessaire de l'examiner par sa face profonde, celle sur laquelle se trouve le thalle. Quand on cueille les squames sur un malade avec une pince, il est toujours facile, avec un peu d'attention, de ne pas perdre de vue la face qui convient; mais si on est réduit à examiner de vieilles squames conservées dans un flacon, on est très embarrassé pour s'orienter, d'autant plus que dans un flacon, même bien bouché, les squames ont de la tendance à s'agglutiner entre elles. Dans ce cas, il faut procéder à l'examen de la squame par la face qui se présente sur la plaque, quitte à la retourner si ce n'est pas le bon côté.

Quelquefois on trouve des squames munies d'un poil; alors on est immédiatement fixé sur l'orientation à donner à la squame.

Avant de procéder à l'examen microscopique de la squame qui est sèche, irrégulière et opaque, il est indispensable de lui faire subir certaines manipulations pour la rendre perméable et transparente autant que faire se peut. On la traite donc soit par une solution de potasse, soit par l'ammoniaque; on la voit alors s'assouplir et diminuer d'opacité, on la lave à l'eau qui peut, après l'action des alcalis, l'imprégner facilement; on dépose une goutte de glycérine et on recouvre d'une lamelle; c'est alors que l'on peut entreprendre l'examen microscopique.

Il est bon de commencer par un faible grossissement pour

bien choisir un endroit transparent plus favorable pour l'examen définitif. Cet endroit trouvé, on amène un objectif plus puissant (le N° 7, par exemple). On rapproche l'objectif avec précaution jusqu'à ce qu'on aperçoive quelque chose de la préparation. A partir de ce moment on procède très lentement. En rapprochant et en éloignant alternativement on scrute les différents plans de la préparation. Généralement on trouve facilement un point où le champignon est manifeste. Une fois le champignon vu, il n'y a aucune crainte de le perdre; on peut déplacer la préparation et l'examiner dans toute sa surface, on peut la fouiller dans sa profondeur et constater que le thalle n'est pas sur un même plan et possède une certaine épaisseur. Il y a un contraste frappant entre ce champignon et le trichophyton de la peau. Avec le trichophyton provenant des raclures de l'*herpès circiné* on ne voit jamais beaucoup de choses, quelques filaments mycéliens et de rares spores et c'est tout. Avec la squame du tokelau on ne voit rien ou bien l'on voit beaucoup à la fois. Dès qu'on est au point pour voir quelque chose du champignon, on constate que la zone examinée est bourrée de produits parasitaires. Quand on ne voit rien, c'est qu'on

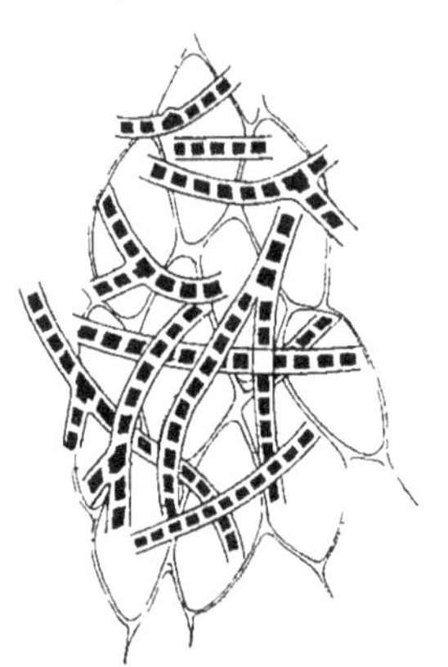

Fig. 1. — Grossissement 330. Squame de tokelau.

n'est pas au point, ou bien, chose très rare, c'est que la squame est, pour le moment du moins, vierge de parasite. Il m'est arrivé deux ou trois fois de m'acharner inutilement après une squame.

Le Dr Turner, qui était convaincu de la nature parasitaire de la maladie, avoue avoir cherché en vain le parasite.

L'examen d'une squame permet bien de constater l'existence d'un organisme étranger à la peau; on voit que cet organisme forme un réseau et que les travées de ce réseau sont constituées par des filaments composés d'articles très courts; mais pour étudier la trame formée par le champignon, on est très gêné par une autre trame dessinée par les lignes inter-cellulaires de l'épiderme, de sorte que la première fois qu'on procède à cet examen, on se demande si cette dernière ne représente pas le mycelium du champignon, le vrai parasite que l'on aperçoit n'en étant que les filaments sporifères (fig. 1).

Me trouvant en présence de deux tissus de nature si différente, l'un végétal (champignon), l'autre animal (cellules épidermiques), j'ai essayé de les différencier par la coloration. Je n'ai pas réussi. J'ai employé toutes les couleurs en usage dans les laboratoires, sans oublier la vésuvine et la safranine recommandées par le Dr Manson. Je n'ai obtenu que de mauvais résultats ; tout se colore ou ne se colore pas, presque de la même façon. Quand, tout étant coloré, on cherche à faire agir les agents décolorants, ceux-ci attaquent d'une manière égale les couleurs et sur les cellules épidermiques et sur les filaments parasites. De sorte que les cellules de l'épiderme et le champignon prennent et perdent les matières colorantes dans la même mesure. Cependant je dois signaler le fait suivant : quand on soumet une squame au violet de gentiane aniliné, il est extrêmement difficile d'obtenir une coloration uniforme dans toute l'étendue de la préparation ; or il m'est arrivé de trouver des parages de préparation où, les cellules épidermiques n'ayant pas pris la couleur, le champignon était fortement coloré en violet ; mais c'est là une affaire de hasard, une chance sur laquelle on ne peut pas compter.

En résumé l'examen des squames ne permet pas de colorer à part le champignon et d'en étudier l'ensemble. En dehors de l'existence évidente d'un organisme étranger, la seule notion importante que peut fournir cet examen est la suivante : en plongeant dans la squame, on peut voir alterner les cellules épidermiques et les filaments parasites, ce qui prouve que ces filaments peuvent non seulement pousser sur un plan, mais pénétrer entre les cellules de l'épiderme.

Le Dr Tilbury Fox (1), qui étudia le parasite *in situ*, c'est-

---

(1) C'est le Dr Mullen du navire anglais le *Cameleon* qui avait rapporté des squames au Dr Fox.

à-dire dans les squames, a donné en 1874 (1) un dessin dans
lequel, outre le champignon, il a tracé les contours des cellules épidermiques formant le substratum.

La vue de ce dessin m'a procuré la surprise la plus grande.
J'affirme que ce n'est pas le parasite du tokelau qu'a repré-
senté le Dr Fox (2).

Par contre, le dessin qu'en a donné plus tard le Dr Manson (3) (1883) est parfait. C'est bien ainsi qu'apparaît toujours le champignon étudié dans la squame. Cependant le
dessin du Dr Manson serait absolument insuffisant pour
donner une idée de toute la vie de ce parasite ; il le représente en effet à l'instant de son évolution ultime, c'est-à-
dire au moment où les articles courts transformés en spores
vont s'égrener ; mais, je le répète, dans les squames je ne l'ai
jamais vu autrement.

Pour saisir son évolution, pour voir autre chose que ces
chapelets de spores, il faut l'étudier isolé, et alors, sur quelques points. on trouve des articles longs formant de vrais
filaments. Prévenu, je suis revenu après coup à l'examen
des squames et pourtant je n'ai jamais pu y découvrir ces
filaments qui existent cependant, puisqu'ils paraissent
quand on a isolé le champignon.

Pour expliquer les choses, il faut tenir compte du fait
suivant : quand on examine une squame, on a comme fond,
dans le substratum, les réseaux intercellulaires non seulement du premier rang, mais aussi des rangs profonds.

L'aspect spécial et la très grande abondance des filaments
à articles courts ou à spores, font qu'ils tranchent nettement, tandis que les filaments simples, très rares comme
nous le verrons, se confondent avec les éléments du réseau
intercellulaire.

---

(1) *The lancet* du 29 août 1874.
(2) La vue du dessin du Dr Fox fait penser immédiatement au *Mucor
racemosus*.
(3) Tinea imbricata, 1883.

LE CHAMPIGNON ISOLÉ

Pour isoler le champignon du tokelau, la technique de M. Ranvier (1), mon maître, m'a été un guide précieux.

Le traitement préalable des squames par le sérum iodé de Schultze et, consécutivement, l'action des aiguilles ou l'agitation ne m'ont rien donné de bon.

C'est à peine si j'ai pu obtenir quelques parcelles d'épiderme où quelques éléments du thalle dépassaient les bords d'une longueur de deux ou trois articles courts ou spores.

De ce fait, j'ai immédiatement conclu que l'adhérence du champignon aux cellules épidermiques était bien supérieure à l'adhérence des articles entre eux. Voyant cela je n'ai plus cherché à séparer les deux éléments, mais bien à en détruire un sur place ; naturellement ce dernier c'était celui qui me gênait, c'est-à-dire le tissu épithélial.

Depuis Moleschott, on sait que les solutions fortes de soude désagrègent rapidement les cellules épidermiques et que les solutions faibles détruisent ces cellules à la longue. Je suis parti de là. Laissant de côté tous les tâtonnements par lesquels j'ai passé, voici le procédé facile qui permet d'isoler le champignon du tokelau :

On verse dans un tube à essai, que l'on remplit au tiers, une solution de soude dont le titre peut varier de 1 % à 5 %. J'estime que la solution 2 % est celle qui convient le mieux.

Dans ce tube on laisse tomber des squames de tokelau. Ces squames surnagent d'abord, puis elles s'imbibent et tombent au fond. Il faut laisser les choses en état pendant deux jours en moyenne ; mais je m'empresse de dire que le champignon étant très résistant, on peut prolonger beaucoup plus longtemps l'action de la solution sodique sans détériorer le parasite.

On décante la solution de soude, et on la remplace par de l'eau distillée, en procédant, bien entendu, avec précaution pour ne pas perdre les squames. On répète plusieurs

____

(1) Traité technique d'histologie, par L. Ranvier (spécialement pages 78 et 1052).

fois cette manœuvre. Ces lavages ont pour but d'éviter les dépôts cristallins dans les préparations que l'on entreprendra dans la suite.

Enfin, laissant le tube à moitié rempli d'eau distillée, on met le pouce sur l'ouverture et on secoue vigoureusement. En très peu de temps on voit les squames se dissocier et disparaître; en revanche, l'eau qui était limpide et transparente est maintenant pleine de petits flocons filamenteux. Si on laisse reposer, les petits flocons gagnent le fond et l'eau redevient claire.

Que s'est-il passé jusque-là? Les examens répétés, à certains intervalles, des squames, à partir du moment où elles sont soumises à l'action de la solution sodique, vont nous le dire.

Les cellules épidermiques qui étaient irrégulières, aplaties, opaques, se gonflent, deviennent transparentes et s'arrondissent à un moment donné ; elles prennent rigoureusement la forme sphérique et ne paraissent se toucher que tangentiellement. On n'en voit que les contours; elles prennent très peu les matières colorantes. Or, comme le champignon n'est nullement modifié et prend très énergiquement les couleurs, il en résulte que, sans même atteindre la destruction complète des cellules, on pourrait dès cet instant étudier avec fruit les squames, car, après coloration, le parasite tranche très nettement sur le substratum épidermique. Mais, comme nous allons le voir, on peut faire mieux encore, c'est-à-dire n'obtenir dans une préparation que le champignon.

En effet, au bout de 48 heures, l'action de la solution sodique a sinon détruit les cellules, du moins les a mises dans des conditions telles qu'à la moindre agitation, ces cellules fondent comme un morceau de sucre; il reste la trame du champignon, et, si l'agitation est assez forte, la masse parasitaire se fragmente elle-même en menus flocons admirablement disposés pour l'observation microscopique. Ce sont précisément ces flocons qui se sont accumulés au fond du tube à essais laissé au repos.

On les cueille facilement avec une pipette, soit au fond

du tube après un certain temps de repos, et alors, on en prend toujours trop, soit dans le milieu du liquide après agitation. Ce dernier mode de procéder est préférable parce que les flocons sont alors plus rares et bien isolés.

Les flocons enlevés par la pipette sont portés sur des lames ; il ne reste qu'à les monter soit dans la glycérine, soit dans le baume du Canada après avoir laissé sécher tout simplement la préparation à l'air.

COLORATION DU CHAMPIGNON

Je ne reviendrai pas sur les mauvais résultats que donnent les tentatives de coloration du champignon dans les squames brutes. Je ne m'occuperai que de la coloration du champignon après qu'il a été isolé.

Le parasite isolé par le procédé de la soude prend très bien toutes les couleurs. D'une manière générale, pourtant, et afin d'éviter les impuretés, il est préférable d'employer les solutions colorantes à réaction alcaline et j'estime que, s'il y a un choix à faire parmi ces dernières, c'est en faveur du violet de gentiane aniliné préparé suivant la formule suivante :

Violet de gentiane. . . . , . 4 grammes.
Solution de soude à 1 %. . . . 1 centimètre cube.
Eau saturée d'huile d'aniline . . 100 grammes.

Quant à la manière de procéder à la coloration, on peut faire agir la couleur sur les flocons après qu'ils ont été déposés sur la lame de verre ; mais je recommande un procédé tiré de la technique de M. Ranvier au sujet de la coloration des cellules nerveuses de la moelle. Dans ce cas voici comment on opère.

Quand le tube à essai dans lequel on isole le champignon est arrivé à ce point où, après lavage et repos les flocons sont déposés au fond, on décante avec précaution la plus grande quantité possible du liquide ; on laisse tomber quelques gouttes de violet de gentiane : quand on juge que la coloration est suffisante, on remplit d'eau le tube, on agite, et c'est alors précisément qu'avec une pipette on cueille des flocons, qui, étant très visibles sur un fond blanc, peuvent être choisis. En procédant ainsi, du premier coup, on dépose sur la lame de verre le champignon coloré prêt à être immédiatement monté, soit dans la glycérine soit dans le baume du Canada.

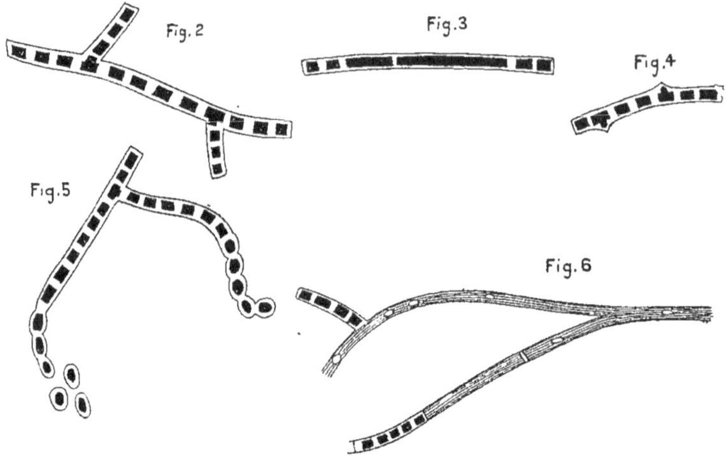

Fig. 2, 3, 4, 5, 6. — (Grossissement 330, d'après dessins à la chambre claire.) Différents aspects sous lesquels se présente le champignon du tokelau.

Quand il y a coloration, si on veut une préparation persistante, il est nécessaire de monter toujours dans le baume du Canada ; en effet, dans la glycérine, à la longue, le champignon perd sa matière colorante.

ASPECT DU CHAMPIGNON ISOLÉ

Maintenant que nous avons le champignon isolé, nous pouvons l'étudier à fond et noter tous les détails de sa structure.

Généralement il se présente tel qu'il est dessiné dans la figure (2). — Ce sont des filaments portant des ramifications de même calibre, constitués par une série de petits

articles courts presque aussi larges que longs. Ces articles
se trahissent par des masses de protoplasma qui prennent
très fortement les couleurs et présentent un contour géométrique, de telle sorte que la projection de ces masses
protoplasmiques donne l'apparence d'un carré ou d'un rec-
tangle s'éloignant très peu du carré.

Les cloisons qui séparent les protoplasmas successifs ne
donnent aucun indice de séparation des articles qui se
touchent.

Tel est l'aspect que présente le champignon dans la plus
grande partie d'une préparation ; mais, si on se donne la
peine de chercher dans une et, s'il le faut, dans plusieurs
préparations, il est toujours possible de découvrir d'autres
détails et modes de structure qui permettent de reconstituer
l'évolution probable de ce champignon.

Ainsi, on rencontre sans trop de difficulté, des points où,
comme dans la figure 4, on voit l'enveloppe du filament
présenter vis-à-vis d'une masse protoplasmique, comme
une espèce de rostre plus ou moins accusé. Ces bourgeons
sont évidemment des commencements de ramifications.

En cherchant on peut encore trouver, après une longue
succession d'articles courts ordinaires, des articles beaucoup plus longs dans lesquels le protoplasma forme une
longue traînée comme dans la figure 3.

Enfin il y a des zones dans les préparations où on sur-
prend la formation et l'égrenage des spores, c'est ce que représente la figure 5. On y voit tous les passages entre les
articles courts et les spores libres. — A mesure que la forme
spore se dessine, le contour de l'article s'adoucit aux angles,
la ligne de séparation des articles se montre, le protoplasma
s'arrondit, de sorte que peu à peu la spore prend l'aspect
d'une ellipse.

Il me reste à parler d'un aspect très rare qu'il faut chercher longtemps en général pour le trouver. C'est celui que
représente la figure 6, qui, comme toutes les précédentes a
été dessinée à la chambre claire. Ce qui domine dans cette
figure, c'est un filament bifurqué ne présentant qu'une
cloison. Le protoplasma a pris la couleur (violet de gentiane

aniliné) à un degré très faible comparativement à ce qui se passe pour les articles courts ; de plus ce protoplasma n'est pas ramassé et a l'air d'occuper toute la cavité du tube; enfin il présente par place des vacuoles reconnaissables à ce qu'elles sont restées incolores. Le fait le plus curieux c'est qu'une des deux grandes ramifications, ainsi qu'un rameau de l'autre ramification principale présentent brusquement des articles courts sans passer par les articles allongés de la figure 3.

L'aspect présenté par la figure 6 est, d'une manière toute spéciale, précieux à noter :

S'il n'y avait que la partie filamenteuse, continue, qui diffère absolument du tokelau tel qu'on a l'habitude de le rencontrer, on pourrait supposer avec raison que ces filaments sont constitués par une impureté, c'est-à-dire par le thalle d'une moisissure quelconque dont le germe, recueilli en raclant la peau, s'est développé sur place et après coup, dans le flacon contenant les squames. En effet, ces squames constituent en somme un résidu de matières organiques, et l'on sait que les matières organiques sont d'excellents milieux pour le développement des moisissures vulgaires.

Mais dans cette figure 6, on voit sur deux points les filaments proprement dits se continuer par des segments qui représentent exactement le tokelau tel qu'on le connaît. Les différentes parties de la figure appartiennent donc au même organisme, et les parties filamenteuses représentent bien une manière d'être du champignon du tokelau.

De cet exposé il me semble qu'on peut conclure ceci :

Le champignon commence son évolution par de longs filaments pourvus de très rares cloisons. Ces filaments restent tels un temps très court, puisqu'ils sont extrêmement rares dans les préparations.

Les filaments se transforment rapidement par cloisonnement en séries d'articles courts ; c'est là l'état le plus fixe, puisque c'est sous cet aspect que se présente généralement le champignon.

Enfin comme évolution ultime, ces articles courts deviennent autant de spores qui s'égrènent.

B. — Culture du parasite sur milieux artificiels.

Je m'empresse de dire que mes tentatives de culture n'ont pas réussi. Néanmoins je crois qu'il est bon de consigner ici mes essais, ne fût-ce que pour servir de premier jalon dans cette culture qui n'avait pas encore été tentée.

Les premières squames dont je me suis servi au début pour ensemencer étaient vieilles de deux ans. C'étaient celles que j'avais recueillies aux Fidji en 1890.

Plus tard le Dr Corney, chef du service de santé aux Fidji, a eu l'obligeance de m'envoyer à plusieurs reprises des raclures de tokelau, qui m'arrivaient en moyenne deux mois après leur récolte.

Me rappelant l'aspect irrégulier et anfractueux que présente la peau des malades, laquelle doit, par rapport aux germes de l'air, agir pour ainsi dire comme une brosse, je m'attendais à rencontrer, dans mes cultures, beaucoup d'impuretés ; aussi, dans le but de pouvoir isoler plus facilement la culture qui était mon objectif, j'ai commencé par ensemencer sur milieux solides (gélatine, gélose). J'ai constamment obtenu, au niveau des points ensemencés, des colonies d'une levure et d'un bacille ténu, très mobile et, de temps en temps, j'ai trouvé des moisissures vulgaires.

Ensuite j'ai ensemencé sur milieux liquides et alors j'ai eu des moisissures en masse.

Le milieu qui m'a donné la végétation la plus luxuriante est le jus de pruneau à réaction très faiblement acide.

Le fait est que, si on ensemence des squames de deux mois sur un milieu liquide quelconque, on obtient, en fait de champignons, une végétation riche comme variété et surtout comme quantité ; c'est ainsi que j'ai pu y reconnaître les genres *aspergillus, penicillium, mucor, chætomium*. C'est un chætomium qui est le plus fréquent.

Pour me débrouiller dans ce chaos exubérant, je n'avais évidemment qu'une ligne de conduite à suivre : c'était de chercher l'organisme qui poussait le plus constamment et, préalablement, de trouver le milieu qui convenait à cet organisme.

Dans ce but j'ai varié mes milieux et comme nature et comme réaction chimique. Comme nature j'ai essayé au moins trente milieux différents, parmi lesquels le bouillon de peau humaine. J'ai suivi sans résultat plusieurs pistes; je dis sans résultat, parce que je ne suis jamais arrivé à transplanter le champignon visé sur la peau d'un animal.

Or, à l'heure actuelle, il est prudent de ne se prononcer sur l'identité d'un champignon parasite cultivé sur milieu artificiel qu'après l'avoir soumis au criterium irréfutable de la transplantation sur une peau vivante.

Cette prudence est recommandée surtout par le fait tout récent que voici :

Il était admis que le *microsporon furfur* (champignon parasite que Eichstedt, en 1846, avait démontré être la cause du *pityriasis versicolor*) se cultivait facilement.

MM. Schlen et Unna, notamment, l'avaient cultivé, mais ne l'avaient pas inoculé. Or le docteur Kotliar (1) vient de publier dans le Vratch, le résultat des recherches qu'il avait entreprises au laboratoire de botanique de l'université de Saint-Pétersbourg, recherches qui réduisent à néant toutes les prétendues cultures antérieures du microsporon furfur.

M. Kotliar en ensemençant sur un milieu approprié (gélose glycérinée à 5 %), a fini par cultiver sur ce milieu artificiel le microsporon furfur vrai, puisque, avec cette culture, il a pu reproduire la maladie typique sur les animaux, notamment sur le lapin. Le champignon qui avait été cultivé jusqu'à M. Kotliar n'était donc pas le microsporon furfur.

L'historique de la culture artificielle des champignons parasites de l'homme est d'ailleurs fertile en surprises et en reculs, qui n'ont pas toujours été justifiés comme dans le cas de M. Kotliar.

Pour ne citer que le fait le plus connu, on peut rappeler qu'en 1877 M. Grawitz (2) put avancer, sans soulever trop de protestations, que les champignons parasites de l'homme,

____

(1) Kotliar : Microsporon furfur : Vratch, n° 42, 1892, p. 1055. — Ce mémoire est analysé dans les Annales de l'institut Pasteur. T. VII, n° 2, 1893.
(2) Grawitz : Archives de Virchow, 1877. T. LXX, p. 546.

c'est-à-dire les champignons du *favus*, de la *trichophytie*, du *pityriasis* et du *muguet*, n'étaient pas autre chose que l'*oïdium lactis* qui lui-même était identique au *myorderma vini*. De telle sorte que toutes ces maladies parasitaires (teigne, trichophytie, muguet, pityriasis) dérivaient d'un même organisme.

Plus tard M. Duclaux (1) contrôlant les résultats obtenus par M. Grawitz a rétabli les faits en démontrant par les cultures et surtout par les inoculations aux animaux, que les champignons parasites de ces maladies étaient réellement l'erreur autant d'organismes bien différenciés.

L'intervention des impuretés et le pléomorphisme si remarquable des champignons, qui changent complètement d'aspect suivant les milieux où ils végètent, expliquent de M. Grawitz.

Mes essais infructueux de culture m'ont toutefois suggéré les réflexions suivantes :

Comparé aux autres champignons parasites de la peau humaine, le champignon du tokelau est remarquable par son abondance et sa ténacité; c'est donc un organisme robuste, et tout porte à croire que sa culture ne présenterait aucune difficulté sérieuse, si on opérait dans de bonnes conditions.

Les squames dont je me suis servi étaient vieilles de deux mois au moins; étaient-elles suffisamment fraîches pour végéter dans un milieu artificiel? Oui, si ces squames contiennent réellement des spores; mais sur ce point le doute est possible. Il est vrai qu'à un moment donné les filaments mycéliens s'égrènent en petits articles à contours adoucis, que j'ai décrits comme des spores, forcé par une analogie au moins apparente, d'employer les termes usités en pareil cas; mais, si on les compare à d'autres spores indiscutables, par exemple, aux spores si nettes du trichophyton que l'on trouve dans les cheveux, on sent que ce n'est pas, comme netteté et comme uniformité, la même chose. Dans l'hypothèse que ces petits articles désunis ne sont pas des spores,

____

(1) Duclaux : Sur le trichophyton tonsurans (communication à la Société de biologie ; séance du 16 janvier 1885).

que peuvent-ils donc être ? Le travail si complet de M. Verjuski (1) sur le trichophyton, exécuté dans le laboratoire de M. Duclaux à l'Institut Pasteur, permet d'entrevoir une interprétation de cette fragmentation des filaments de notre parasite. Dans les très vieilles cultures du trichophyton. c'est-à-dire dans les cultures en souffrance, M. Verjuski a vu les filaments aériens se désagréger en cellules arrondies; il est fort possible que sur la peau, qui est un milieu pauvre, le champignon du tokelau ne donne pas de vraies spores et que la fragmentation des filaments, à un moment donné, ne soit qu'un mode de désagrégation par laquelle se termine la vie des filaments.

Les vraies spores n'existant pas, ce que l'on peut semer c'est du mycelium, et dans ce cas, le champignon pris sur 'homme se reproduirait, dans un milieu de culture, exactement comme le vulgaire champignon de couche (Agaricus campestris), c'est-à-dire par mycelium.

Si le champignon végétant sur la peau humaine ne fournit pas de spores, qui, dans les cryptogames, constituent la garantie de propagation de l'espèce et dans l'espace et dans le temps. si la semence cueillie sur l'homme ne consiste qu'en un lambeau de mycelium, on conçoit très bien que ce mycelium relativement fragile puisse ne conserver la vie, c'est-à-dire ne soit susceptible de végéter, que dans des limites de temps fort restreintes.

La première difficulté de culture à distance peut donc consister dans ce fait que le mycelium cueilli sur la peau ne conserve que fort peu de temps la vie, c'est-à -dire la faculté végétative.

Voici maintenant la seconde difficulté de la culture à distance :

Sur la peau d'un malade atteint de tokelau, chaque squame forme avec la peau un angle dièdre très fermé, dans le fond duquel s'accumulent forcément une foule de germes. Quand on recueille la squame par raclage, la surface profonde de

---

(1) Dr Verjuski : Recherches sur la morphologie et la biologie du trichophyton tonsurans et de l'achorion Schoenleinii· — Annales de l'Institut Pasteur, n° 8, août 1887.

cette squame porte donc, en même temps que le champignon parasite, les germes les plus variés, surtout et presque constamment des germes de moisissures vulgaires. On sème cette squame, qu'arrive-t-il? — Supposons que le parasite tende à évoluer, à côté de lui poussent les moisissures vulgaires; ces moisissures se développent avec une vigueur et une rapidité étonnantes; elles sont généralement très gourmandes; il en résulte que, par suite de la concurrence vitale, le parasite est étouffé et ne donne rien.

Ainsi les deux grosses difficultés de la culture à distance consistent en ce que les squames ne sont pas fraîches et que de plus elles sont polluées par une foule de germes dont les plus redoutables sont les germes des moisissures vulgaires.

Pour réussir la culture, il faudrait opérer sur les lieux, c'est-à-dire avoir sous la main un malade porte-semence. L'opérateur saisirait la squame avec une pince et, en tirant dessus, il pourrait obtenir un prolongement de squame. Sur la surface fraîche mise au jour, il trouverait une semence pure. Il n'aurait qu'à passer sur cette surface l'extrémité d'un fil de platine, pour ensemencer sans craindre de voir sa culture troublée par les impuretés.

La culture réussie de ce champignon serait très intéressante.

En tenant compte des particularités de sa végétation sur la peau humaine, il n'y aurait rien d'étonnant que, sur un milieu de culture convenable où il pourrait parcourir son évolution complète, c'est-à-dire développer ses organes de fructification, il ne s'offrît comme un organisme d'un rang élevé dans la classe des champignons. Qui sait si on ne le trouverait pas identique à quelque champignon saprophyte, vivant dans ces îles de l'Océanie où règne la maladie appelée tokelau?

TROISIÈME PARTIE

CONCLUSIONS

1. — La maladie parasitaire qui règne en Océanie sous le nom de *tokelau*, et à laquelle faisaient allusion les anciens navigateurs quand ils parlaient des *hommes poissons*, est une entité morbide bien nette à symptômes spéciaux.

2. — Le parasite qui la provoque est un champignon spécial. Il sera permis de le classer quand on aura pu le cultiver sur des milieux artificiels et suivre ainsi son évolution complète.

3. — Le tokelau constitue une maladie tenace et gênante pour les Océaniens, mais elle n'atteint pas la vitalité de la race.

4. — Le domaine géographique actuel du tokelau n'embrasse, en fait de terres françaises, que les îles Wallis; mais il est certain que, s'il y était importé, il trouverait un excellent terrain de propagation dans le groupe des îles de la Société.

5. — Malgré sa situation, la Nouvelle-Calédonie n'offre pas les conditions voulues pour la naturalisation de cette maladie.

6. — Jusqu'à présent, le tokelau, quand il a envahi toute la surface du corps, a été considéré comme très difficile et même impossible à guérir.

7. — Avec un traitement méthodique, dans lequel entre le bain au sublimé corrosif comme agent parasiticide, on peut guérir radicalement et promptement le tokelau.

BIBLIOGRAPHIE

Dampier. — A new voyage round the world by captain William Dampier. London printed — 1717.

Dentrecasteaux. — Voyage de Dentrecasteaux envoyé à la recherche de la Pérouse, rédigé par Rossel — 1808.

Marsden. — The history of Sumatra by William Marsden — London — 1783.

Cook. — The three voyages of Captain Cook round the world — London, 1821.

Wilkes. — Narrative of the United States exploring expedition by Charles Wilkes U. S. N. commander of the expedition. Philadelphia, 1844.

Dr Königer. — Archives de Virchow — 1878 — V. 72, page 413.

Dr Reynaud. — Archives de médecine navale de septembre 1876. — T. XXVI, page 217.

Dr Macchoro. — Boletin de medicina naval. Noviembre 1892. — Apuntes para el estudio medico de la isla de Yah.

Hirsch. — Handbuch der historich geographischen pathologie; 2e édition, 1883.

Dr Turner. — Report of the Samoa medical mission. — 1869.

— Notes of practice in Samoa (in the Glasgow medical journal, august 1870).

Dr Tilbury Fox. — Tokelau ring-worm and its fungus (in the Lancet of August 29 th. 1874.

Dr Tilbury Fox and Dr Farquhar. — On certain endermic skin and other diseases of India and hot climates generally 1876.

Dr M Gregor. — Glasgow medical journal; april and july 1876.

Dr Rochefort. — Teigne observée aux Samoa. — Archives de médecine navale, Novembre 1875 — Tome XXIV, page 390.

Dr Corre. — Archives de médecine navale, novembre 1878, page 408.

Dr Manson. — The filaria sanguinis hominis and certain new forms of parasitic disease in India, China, and warm countries. By Patrick Manson — M. D., C. M. Amoy, China, London, H. K. Lewis, 136 Gower street W. C. 1883.

Dr Guppy. — The Salomon islands and its inhabitants. 1887.

Ranvier. — Traité technique d'histologie.

Grawitz. — Archives de Virchow — 1877.

Duclaux. — Sur le trichophyton tonsurans (communication à la Société de biologie — séance du 16 janvier 1885).

Dr Verjuski. — Recherches sur la morphologie et la biologie du trichophyton tonsurans et de l'achorion Schœnleinii — Annales de l'Institut Pasteur. Vo 8 — août 1887.

Dr Kotliar. — Microsporon furfur. — Vratch Vo 42, 1892, page 1035. Ce mémoire est analysé dans les Annales de l'Institut Pasteur. — Tome VII, Vo 2 — 1893.

Paris. — Imprimerie F. Levé, rue Cassette, 17.